AF321924

DE LA NULLITÉ RADICALE

DES

RÉSECTIONS SOUS-PÉRIOSTÉES

COMME MOYEN DE RÉGÉNÉRATION DES OS

PAR

M. C. SÉDILLOT

MÉDECIN INSPECTEUR DES ARMÉES
DIRECTEUR DE L'ÉCOLE IMPÉRIALE DU SERVICE DE SANTÉ MILITAIRE
PROFESSEUR A LA FACULTÉ DE MÉDECINE DE STRASBOURG.

———

Communications à la Société de chirurgie (séances des 2 et 16 janvier 1867).

STRASBOURG

TYPOGRAPHIE DE G. SILBERMANN.

1867.

DE LA NULLITÉ RADICALE

DES

RÉSECTIONS SOUS-PÉRIOSTÉES

COMME MOYEN DE RÉGÉNÉRATION DES OS.

A Monsieur le président de la Société impériale de chirurgie
(séance du 2 janvier 1867).

Monsieur le président,

La question de la régénération des os est assez importante pour que je ne craigne pas d'appeler de nouveau l'attention de la Société sur quelques points de ma dernière communication qui pourraient n'avoir pas été parfaitement compris.

Deux méthodes sont en présence : l'une, à laquelle Larghi a donné la dénomination générale de *résections sous-périostées*, se fonde sur l'idée que le périoste détaché et isolé, à l'état de gaînes ou de lambeaux, des os subjacents que l'on résèque et que l'on enlève, les reconstitue et les reproduit ; l'autre méthode, que j'ai appelée *évidement sous-périosté*, a pour doctrine que le périoste resté adhérent aux os est seulement alors ostéogénique, et que l'os subjacent doit être, par conséquent, ménagé et conservé avec le plus grand soin. Dans notre conviction, la question est aujourd'hui jugée, et nous serons très-prochainement témoins d'un sauve-qui-peut général parmi les partisans actuels des résections sous-périostées, que nous verrons se défendre à qui peut mieux de les avoir jamais adoptées.

Nous nous étonnons même qu'une méthode si peu rationnelle, si dénuée de fondements et si contraire à tous les enseignements de l'art ait pu résister jusqu'ici aux critiques et aux démonstrations négatives dont elle a été l'objet. Sa nullité radicale et sa condamnation définitive ressortent cependant d'une expérience très-simple indiquée par Bacon, conseillée par notre éminent physiologiste Claude Bernard, et que l'on peut appeler *élémentaire*.

Quand on croit avoir découvert la cause d'un phénomène, disait Bacon, il faut renverser l'expérience, c'est-à-dire supprimer la cause ou le déterminisme, et voir si l'effet continue à se produire.

C'est un procédé d'analyse et de contrôle qui est mis tous les jours en usage, en physique et en chimie, et dont la valeur est absolue. Le beau traité de M. Claude Bernard sur la méthode expérimentale a montré le parti qu'on devait également en tirer en biologie.

Comment donc se fait-il que des chirurgiens, habitués cependant aux difficultés et aux périls de l'observation, soient frappés d'aveuglement à ce sujet et se mettent aussi formellement en contradiction avec l'évidence ?

On prétend que les gaînes périostées reproduisent les os ! La vérification est très-facile : enlevez la gaîne périostée, supprimez-la, et vous verrez si l'os continue à se produire. Si l'os ne se reproduit plus, la démonstration confirme votre supposition. Si, au contraire, l'os se reforme et se régénère, il est parfaitement certain que ce n'est pas la gaîne périostée enlevée qui a pu le reconstituer, puisqu'elle n'existait plus. Dans ce cas il faut rechercher d'autres causes productrices et renoncer à une hypothèse insoutenable, à moins de fermer volontairement les yeux à la vérité.

Ces preuves, ces démonstrations ont été données depuis longtemps. Heine avait déclaré que les os se reproduisaient moins bien sans périoste, mais qu'ils se reproduisaient. M. le docteur Marmy, dans son travail sur la régénération dés os, inséré dans les *Mémoires de l'Académie de médecine* (t. XXVII, Paris 1866), a pratiqué comparativement un certain nombre de résections avec ou sans conservation du périoste, et, résultat bien remarquable, les os réséqués avec le périoste ont été fortuitement plus complets et plus réguliers que ceux dont le périoste avait été conservé.

Notre consciencieux et regretté collègue, le docteur Michon, a vu les os reproduits; il s'est assuré de l'habile et savante exactitude des expériences, et après avoir étudié la question avec toute l'attention scrupuleuse qu'il apportait dans l'accomplissement de ses devoirs, il a traité les résections sous-périostées, de chirurgie de laboratoire et d'aventure.

Toute la Société de médecine de Strasbourg a eu sous les yeux les pièces pathologiques recueillies par M. Marmy, et chacun peut encore aujourd'hui les étudier au Muséum anatomo-pathologique du Val-de-Grâce, où elles ont été déposées. Ces expériences n'ont soulevé aucune critique ni aucun doute, et elles imposent cette conclusion définitive et absolue : que les gaînes et les lambeaux périostés ne sont pas la cause des régénérations osseuses, et que la méthode des résections sous-périostées repose sur une déplorable illusion

Il ne suffisait pas de montrer l'erreur et la gravité de ses conséquences, puisqu'une foule d'opérations ont été pratiquées sur l'homme, sous l'empire de ces idées aussi fausses qu'irréalisables; il importait d'expliquer les causes et le mécanisme des reproductions osseuses que la chirurgie a observées de tout temps, et c'est ici que je reprends la démonstration dont ma dernière communication était l'objet.

Si le périoste isolé ne reproduit rien, le périoste adhérent reproduit parfaitement les os dans certaines conditions d'hyperplasie, sur lesquelles nous nous proposons de revenir plus tard pour les mieux caractériser. Nous n'examinerons pas, en ce moment, l'opinion de M. le docteur Ranvier, qui a, dans un travail remarquable, considéré le périoste comme une membrane purement fibreuse, ne possédant aucune propriété ostéogénique. C'était aussi l'avis de Bichat, et M. Ranvier rapporte à une sphère de cellules médullaires dans laquelle l'os se forme, la couche ostéogène périphérique, qu'il différencie nettement de sa membrane fibreuse d'enveloppe.

Nous prenons le périoste tel qu'il est généralement décrit et accepté, et nous le voyons produire de la matière osseuse, en grande abondance, dans tous les cas où l'os subjacent a été cautérisé, traversé par un corps étranger, bourré de charpie ou évidé.

Dans l'état fœtal, les os présentent un certain nombre de points d'ossification, qui s'étendent par irradiation, projettent en tous sens de la matière osseuse, dont la rencontre avec les pièces osseuses voisines constitue, soit la continuité et la fusion d'un seul os, soit des épiphyses plus ou moins longtemps séparées des diaphyses par une couche cartilagineuse si bien étudiée par M. Broca.

Les travaux originaux de M. Serres, la publication de MM. A. Rambaud et Ch. Renault, sur l'origine et le développement des os, ne laissent aucun doute à ce sujet. Il n'en est pas complétement de même des ossifications pathologiques. L'os se produit directement, sans passer par la forme cartilagineuse, et il naît de tous les points où le périoste adhérent à l'os subjacent a conservé sa vitalité et acquis, par suite d'un traumatisme, d'énergiques propriétés ostéogéniques. On voit alors la matière osseuse, représentée par des îlots, des mamelons, des aiguilles, des embranchements distincts, se réunir, se tasser, s'accumuler et occuper tous les espaces libres qui lui sont offerts, s'y mouler et prendre très-exactement la forme des parties environnantes.

J'ai exposé ces idées dans un mémoire ayant pour titre : *De l'influence des causes mécaniques sur la forme et le développement des os : moulage de ces organes par des matières solidi-*

fiables injectées dans leurs gaînes périostées (communication à l'Académie des sciences, 16 janvier 1865).

Je montrais que la conservation du périoste avait pour principal mérite d'offrir un moule plus régulier à la matière osseuse destinée à reproduire de nouveaux os, et c'est là en effet le seul avantage à invoquer en faveur des résections sous-périostées, avantage déjà signalé par Malgaigne et par nous, il y a un assez grand nombre d'années.

Les figures que j'ai eu l'honneur d'adresser à la Société de chirurgie, permettaient d'apercevoir et de suivre les progrès de ces ossifications régénératrices, si faussement attribuées aux gaînes et aux lambeaux du périoste conservé.

Je craindrais de fatiguer l'attention de la Société par une plus longue insistance, et je me bornerai à dire que toutes ces idées sont conformes à la tradition chirurgicale, aux faits cliniques de régénération osseuse dont nos annales sont remplies, et aux expériences sur les animaux.

Veuillez agréer, Monsieur le président, l'assurance de la haute considération de votre très-dévoué.

*A Monsieur le président de la Société impériale de chirurgie
(séance du 16 janvier 1867).*

Monsieur le président,

Ma dernière communication annonçait un sauve-qui-peut
général parmi les partisans des résections sous-périostées,
pratiquées comme moyen de régénération des os, et je pense
aujourd'hui montrer, par un remarquable exemple, que cette
prévision s'accomplit.

Un des principaux défenseurs de ces résections, M. Ollier,
déclare dans le numéro du 10 janvier courant de la *Gazette des
hôpitaux*, par la voix de M. Laroyenne, son collaborateur à
l'hôpital de Lyon, « que *ses expériences lui ont démontré que,
« chez les adultes, il faut rechercher, dans les résections articu-
« laires, la reconstitution de l'articulation et non la reproduction
« de la longueur des os.* » En vertu de ce principe, une résection sous-périostée du coude, pratiquée par M. Laroyenne,
n'avait pas amené la régénération du coude en longueur, mais
seulement en conformation articulaire.

Il est sans doute inutile que je fasse remarquer à la Société
de chirurgie l'extrême réserve avec laquelle j'ai toujours évité
de citer des noms propres, dans la crainte de compliquer un
dissentiment scientifique d'oppositions personnelles, mais dans
les questions de doctrine on est cependant obligé de parler de
ceux qui les représentent, et le seul devoir est de ne jamais
s'écarter des égards confraternels qui leur sont dus.

En reconnaissant que le périoste détaché et isolé des os subjacents ne contribue pas à leur rendre leur longueur ou une partie du moins de leur longueur primitive, M. Ollier revient aux
véritables errements de la science. Ses expériences à cet égard
étaient inutiles, car on n'a pas à démontrer ce qui est admis
par tout le monde, à moins que ce ne soit pour se prouver à

soi-même qu'on s'est trompé. Quant à la reproduction des formes, c'est encore une vérité qui n'avait rien à acquérir de nouvelles expériences de M. Ollier. On savait que les os mis en rapport et soumis à des mouvements répétés, par l'action des muscles, dont le jeu avait été conservé, se creusaient et se modifiaient de manière à reproduire des formes articulaires très-régulières et très-distinctes. C'est ainsi que j'ai expliqué, il y a plus de vingt ans, comment les fausses articulations rencontrées sur l'os iliaque, à la suite des luxations du fémur non réduites, tendaient à représenter très-exactement la jointure coxo-fémorale. C'est encore, en m'appuyant sur les mêmes raisons, que j'ai pu contester à Lisfranc la réalité de certaines luxations incomplètes de l'humérus. Lisfranc avait montré à l'Académie impériale de médecine d'anciennes luxations de l'épaule, où la tête humérale était creusée et comme partagée en deux moitiés par le bord interne de la cavité glénoïde, et il concluait de ces dispositions que la luxation avait été incomplète. J'ai pu alors démontrer que toutes les luxations de l'épaule, primitivement complètes, offraient avec le temps la forme d'un ginglyme, par l'usure successive et réciproque des os en rapport. Les observations de Park, de C. White, de B. Gooch, de Moreau, de Cooper, cités par Chaussier, celles de Moreau, de Desault, de Champion (de Bar-le-Duc), de Roux (de Saint-Maximin), de Textor ont mis hors de doute la possibilité du rétablissement des articulations, enlevées partiellement ou en totalité de l'épaule, du coude et de la hanche. Les résections de Chaussier étaient sous-capsulaires et s'étendaient à un huitième, à un sixième et même à un quart de la longueur de l'os (*Précis d'expériences sur l'amputation des extrémités articulaires des os longs. Bulletin des sciences de la Société philomatique,* an VIII, t. III, p. 97). On trouvera dans nos Mémoires : *Sur les conditions de la régénération des os,* 1861, et *Sur l'influence des causes mécaniques sur la forme et le développement des os* (janvier 1865), l'explication de ces reconstitutions. La matière osseuse remplit tous les espaces libres, se moule sur les parties en contact, dont les mouvements, s'il en existe, lui impriment certaines formes déterminées, et reproduit ainsi des extrémités articulaires fort semblables à celles qui ont été enlevées. La science est donc restée ce qu'elle était, et toute discussion à cet égard serait en ce moment inutile.

Il n'en est pas de même de la régénération en longueur des os, par les lambeaux de périoste isolés et détachés des os subjacents. Ici, c'est un aveu d'erreur et une rétractation qui méritent de nous arrêter un instant.

M. Ollier avait présenté à l'Académie des sciences, en 1859, une observation de résection sous-périostée du coude, pratiquée par M. Verneuil. Quatre mois après l'opération, le membre avait recouvré au minimum six centimètres de longueur, qui ne pouvaient être attribués, disait-il, qu'à la production de nouveaux os. Nous pensions, contradictoirement à cette assertion, qu'on pouvait douter de l'exactitude de la mensuration, et expliquer par d'autres causes un certain degré d'allongement du membre, et qu'en absence de preuves certaines de la régénération en longueur, par le périoste détaché et conservé des os réséqués, on n'avait pas le droit de rien affirmer.

M. Ollier contesta cette manière de voir et maintint l'allongement des os de six centimètres, produit par le périoste détaché.

Je m'adressai alors à la Société de chirurgie, à laquelle avait été présenté le malade de M. Verneuil, et je demandai qu'une Commission l'examinât et rendît compte de son état. MM. Verneuil, Larrey, Morel Lavallée furent chargés de cette mission, mais l'opéré avait quitté Paris et il ne fut plus possible de le retrouver.

Ce manque de constatation était déjà une grave objection contre un fait déclaré patent et destiné à servir de preuve scientifique, mais M. Verneuil avait lui-même publié l'histoire de son malade (comptes rendus de la Société de chirurgie, *Gaz. des hôp.* du 25 juin 1859), et il ne portait qu'à trois centimètres de longueur l'accroissement du membre. Qu'étaient devenus les trois centimètres observés en trop par M. Ollier? C'était une affaire à régler entre ces deux confrères, et nous n'en avons pas connu le dernier mot.

Aujourd'hui la question se présente dans des conditions tout opposées. M. Ollier, qui avait trouvé en 1859 six centimètres d'allongement, déclare que ces allongements n'ont pas lieu et qu'on ne doit pas y compter. Il attaque, par cela même, M. Verneuil, qui avait constaté une régénération de trois centimètres des os en longueur. Le débat, comme on le voit, persiste encore, mais la position en est complétement changée. Espérons, si MM. Ollier et Verneuil ne se sont pas mis d'accord il y a huit ans, qu'ils y parviendront aujourd'hui, en reconnaissant comme nous l'avons toujours soutenu, que le périoste isolé et détaché des os subjacents n'avait rien produit.

MM. les membres de la Société de chirurgie n'apprendront pas sans un vif intérêt, pour la solution de la question de la régénération des os, qu'un de leurs collègues, dont le savoir et l'autorité sont le plus justement appréciés, M. le professeur Richet, loin d'être partisan des résections sous-périostées, s'est rallié à notre méthode de l'évidement et a bien voulu y fournir quelques faits de la plus haute importance.

On avait essayé de présenter M. Richet comme hésitant entre les deux méthodes, et on avait reproduit dans cette intention un passage de son *Anatomie,* imprimé au commencement de 1865. Depuis ce moment, M. Richet, témoin du succès de deux évidements qu'il avait eu l'occasion de pratiquer, a décrit cette opération dans ses leçons à la Faculté de médecine et à sa clinique de la Pitié, comme un moyen de traitement très-important, qu'il n'hésitait pas à employer dans tous les cas où la possibilité s'en offrait.

Voici, au reste, les observations textuelles de M. le professeur Richet, extraites d'une lettre communiquée à notre éminent collègue, M. Larrey, avec autorisation de la citer :

« C'est au commencement de 1865 que le passage qu'on a « rappelé a été écrit. Depuis, j'ai eu l'occasion de vérifier com- « bien sont justes les idées du savant professeur de Stras- « bourg. La première fois ce fut sur un garçon de quatorze « ans, neveu du docteur Gougenheim, ancien interne des « hôpitaux.

« Avec l'assistance de ce confrère j'ai évidé toute la partie « supérieure du tibia pour un de ces cas de séquestre, simu- « lant ce qu'on a improprement appelé des *tumeurs blanches* « et qui ne sont que ce que j'ai nommé des *ostéites articulaires*. « J'avais évidé cet os avec une gouge tranchante, au point d'y « loger une grosse noix. C'était, je crois, au commencement « de 1865. Aujourd'hui ce jeune homme est complétement « guéri, avec une cicatrice enfoncée, et il n'est plus question « de *tumeur blanche*.

« Le deuxième malade était un adulte de vingt-cinq ans, « opéré en novembre 1864, à la Pitié. Je lui avais évidé tota- « lement la partie supérieure du tibia droit pour une ostéite, « avec carie et nécrose. Il ne restait qu'une faible coque os- « seuse. Après cinq mois, le malade quitta mon service avec « un pertuis fistuleux, par lequel sortait de temps à autre de « la matière puriforme épaisse.

« Je l'avais perdu de vue, lorsqu'il rentra dans mon service « vers les premiers jours de 1866, atteint d'un tumeur dans « le pli de l'aine du côté opposé. C'était un abcès par conges- « tion, provenant de la colonne vertébrale. Le malade était « phthisique au dernier degré et mourut peu de temps après. « J'ai alors enlevé la région opérée du tibia avec le plus grand « soin. Je l'ai fait dessiner et je la possède encore aujourd'hui. « Cette pièce, très-curieuse, montre *le mode de régénération* « *du tissu osseux après l'évidement*. On voit partir de toute la

« circonférence de la paroi conservée des aiguilles osseuses,
« se rendant vers le centre de la cavité à la manière des sta-
« lactites, et il reste encore, au centre même, une petite ex-
« cavation pouvant contenir un pois.

« C'est de ce point que suintait la matière épaisse, constatée
« par nous, jusque dans les derniers temps de l'existence, et
« qui ne s'en échappait qu'à de rares intervalles.

« Vous voyez que depuis que j'ai écrit le passage, extrait de
« mon *Anatomie*, la question de l'évidement a marché; dans
« mon esprit elle est aujourd'hui résolue et je donne de beau-
« coup la préférence à cette méthode sur celle des résections
« sous-périostées. Je n'ai d'ailleurs été jamais très-partisan de
« ces dernières opérations, ainsi que le prouvent la discussion
« que j'ai soutenue en 1863 à la Société de chirurgie (*Bulletins*
« *de la Société*, t. IV, 2e série, p. 174) et les lettres que j'ai
« échangées en 1864 avec M. Ollier, au sujet de la résection
« du maxillaire. »

Nous n'ajouterons rien à cette citation, d'où ressortent si
clairement des enseignements de la plus haute valeur, sur la
manière de considérer le point de départ ou le siége initial
d'un certain nombre de tumeurs blanches et sur l'indication
toute nouvelle de les traiter.

En déclarant irrationelles, inefficaces et dangereuses, comme
moyen de régénération des os, les résections sous-périostées
et les ostéoplasties par déplacement et transposition du périoste, nous devions nécessairement contester et nier les faits
publiés à l'appui de cette méthode, et qui nous semblaient de
pures illusions.

Nous prendrons pour exemple le fait dont le retentissement
a été le plus grand, et qui a trouvé des prôneurs et des en-
thousiastes dans les grands journaux, dans le public, et même
au sein des Académies et d'une réunion dont un ministre avait
la présidence nominale.

Nous voulons parler du nez osseux, refait par M. Ollier au

moyen du périoste nasal, en 1861 ; nez vanté, acclamé, médaillé, et par-dessus tout phénoménal, car notre siècle n'aurait rien produit en chirurgie d'aussi extraordinaire ni de si merveilleux. Nous disons cependant que ce nez n'a jamais existé que dans l'imagination de ceux qui y ont ajouté foi, et en voici les raisons :

Dans nos études sur la valeur des expériences pratiquées sur les animaux, nous avons depuis longtemps établi la règle, que toute opération habituellement suivie de revers chez le chien n'avait aucune chance de succès sur l'homme, et nous maintenons la vérité de cette proposition, restée jusqu'à présent sans démenti.

Or les expériences de M. le docteur Marmy, insérées dans le t. XXVII des *Mémoires de l'Académie de médecine* (Paris 1866), ont prouvé que, sur les chiens, le périoste déplacé et transposé ne produisait pas d'os. Si, dans certains cas exceptionnels, on pouvait constater l'apparition de quelques noyaux de matière osseuse, ces dépôts rudimentaires n'avaient qu'une existence transitoire et disparaissaient bientôt.

M. Marmy a détaché le périoste frontal, l'a ployé sur lui-même, l'a accolé, l'a réuni par première intention, sans traces de gonflement ni d'inflammation, et dans ces conditions remarquablement favorables à l'ostéogénie, aucune parcelle osseuse n'a été produite. L'expérience a été répétée et a toujours été négative. Ce n'est pas tout. M. le professeur Langenbeck avait été le premier à essayer de refaire l'arête osseuse nasale avec un lambeau de périoste frontal, et sa tentative était restée stérile. La question paraissait donc jugée. M. Ollier a dit cependant avoir été plus heureux. C'était une affirmation bien grave et qui eût mérité une éclatante démonstration. *La charge de faire la preuve dans la science*, a dit un illustre académicien, *pèse sur ceux qui allèguent un fait.*

Cette preuve a-t-elle été donnée ? Nous regrettons d'être obligé de répondre négativement. Notre collègue Legouest a fait remarquer devant la Société de chirurgie (séance du 12 février 1862), que là où le périoste frontal avait été placé, on trouvait un creux. Ce périoste n'avait donc pas reproduit un os.

Nous sommes réellement peiné de nous trouver en opposition si directe avec un confrère ; mais lorsqu'il s'agit d'une question d'art, étroitement liée aux intérêts de l'humanité et de la science, toute considération personnelle doit céder à la voix supérieure de la vérité.

De quelque manière que l'on étudie les résections sous-périostées, on voit qu'elles sont condamnées par la tradition, par les expériences sur les animaux, par l'observation clinique et l'on ne peut trop s'étonner que des illusions et des erreurs aussi déplorables aient pu durer si longtemps.

Agréez, etc.